CONTRIBUTION A L'ÉTUDE

DES

PHLEGMONS DE LA PAROI ANTÉRIEURE

DE L'AISSELLE

PAR

ARTHUR LESIGNE

Docteur en médecine de la Faculté de Paris.
Ancien interne des hôpitaux de Caen.
Médaille d'honneur (Epidémie typhique, 1880).
Lauréat de l'École de médecine de Caen (1879).

PARIS

A. PARENT, IMPRIMEUR DE LA FACULTÉ DE MÉDECINE
A. DAVY, successeur
31, RUE MONSIEUR-LE-PRINCE, 31

1883

CONTRIBUTION A L'ÉTUDE

DES

PHLEGMONS DE LA PAROI ANTÉRIEURE

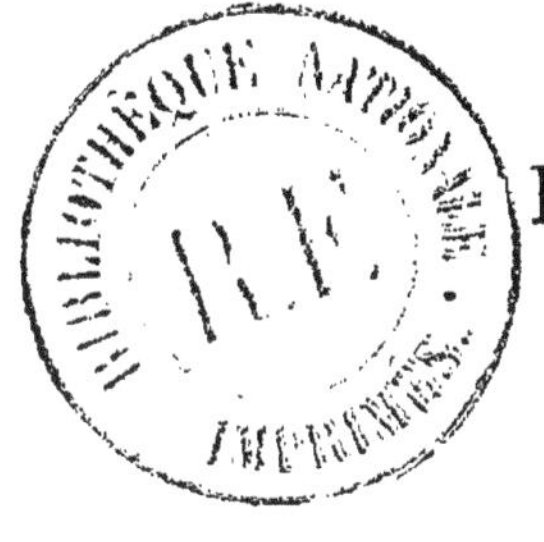

DE L'AISSELLE

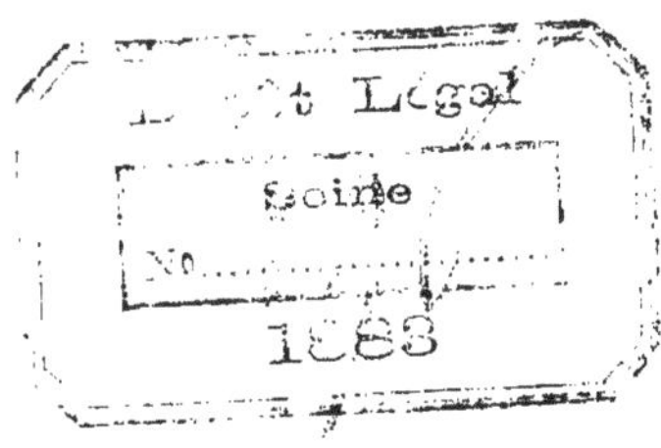

PAR

ARTHUR LESIGNE

Docteur en médecine de la Faculté de Paris.
Ancien interne des hôpitaux de Caen.
Médaille d'honneur (Epidémie typhique, 1880).
Lauréat de l'Ecole de médecine de Caen (1879).

PARIS
A. PARENT, IMPRIMEUR DE LA FACULTÉ DE MÉDECINE
A. DAVY, successeur
31, RUE MONSIEUR-LE-PRINCE, 31

1883

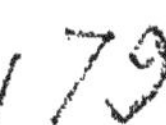

A MON PÈRE ET A MA MÈRE

Pour leurs sacrifices et leur si longue abnégation.

A MA FAMILLE

A MON PARENT ET AMI

M. LE DOCTEUR LE BERTRE

Ancien interne des hôpitaux de Paris
Ancien chirurgien de l'hôpital de Bernay

A MES AMIS

A MON PREMIER MAITRE

M. LE DOCTEUR DENIS DUMONT

Chirurgien en chef des hôpitaux de Caen,
Professeur à l'École de médecine de Caen,
Chevalier de la Légion d'honneur.

A M. LE DOCTEUR MAHEUT

Médecin en chef des hôpitaux de Caen,
Professeur à l'École de médecine de Caen,
Chevalier de la Légion d'honneur.

A MES MAITRES DE L'ÉCOLE DE MEDECINE
DE CAEN

A MON PRÉSIDENT DE THÈSE :

M. LE PROFESSEUR GUYON

Membre de l'Académie de médecine,
Professeur de pathologie externe à la Faculté de médecine de Paris,
Chirurgien de l'hôpital Necker,
Chevalier de la Légion d'honneur.

A M. LE PROFESSEUR TRÉLAT

Membre de l'Académie de médecine,
Professeur de clinique externe de la Faculté de médecine de Paris,
Chirurgien de l'hôpital Necker,
Officier de la Légion d'honneur.

A M. LE DOCTEUR LABBÉ

Membre de l'Académie de médecine,
Chirurgien de l'hôpital Beaujon,
Officier de la Légion d'honneur.

A M. LE DOCTEUR TILLAUX

Membre de l'Académie de médecine,
Chirurgien de l'hôpital Beaujon,
Chevalier de la Légion d'honneur.

Je veux d'abord dire merci à Monsieur le professeur GUYON qui m'a fait l'honneur d'accepter la présidence de ma thèse ; à M. LEPRÉVOST, interne des hôpitaux de Paris, pour ses excellents conseils, à M. M. PIQUET, chef de clinique de la Faculté, KARTH et LAUNOIS, internes des hôpitaux, NOURY, mon ancien collègue d'internat à Caen, qui ont bien voulu me prêter leurs observations.

CONTRIBUTION A L'ÉTUDE

DES

PHLEGMONS DE LA PAROI ANTÉRIEURE

DE L'AISSELLE

Le rôle des aponévroses de la paroi antérieure de l'aisselle est considérable dans la pathologie des phlegmons de cette région. C'est par elle en effet que se juge leur marche et leur gravité en même temps que leur espèce clinique. Il est donc pour chacun aussi important de bien connaître l'anatomie de ces aponévroses qu'il est nécessaire de différencier les variétés de phlegmon qui leur sont connexes.

Telle est l'idée générale de ce travail.

Cette étude n'est point nouvelle; toutefois dans *certaines* de ses parties et, dans son ensemble, elle n'a pas été entreprise, — de plus elle est très pratique. — Depuis longtemps déjà nous songions à l'adopter, ayant eu l'occasion d'observer dans les hôpitaux plusieurs cas, de variétés différentes, dont quelques-unes assez rares.

C'est donc une étude clinique, spéciale, à peine ébauchée, d'un point particulier de chirurgie que nous reprenons pour la développer avec les matériaux fournis par nos maîtres.

Nous diviserons ce travail en deux parties : 1° anatomie de la paroi antérieure de l'aisselle; 2° Pathologie des phlegmons de la région.

PREMIÈRE PARTIE

Anatomie de la paroi antérieure de l'aisselle.

Comment faut-il limiter la paroi antérieure de l'aisselle ? En haut, il faut remonter jusqu'à la clavicule ; en bas il faut descendre jusqu'au bord inférieur du muscle grand pectoral ; en dehors, nous suivons ce muscle jusqu'à ses insertions humérales.

Mais en dedans, l'anatomie topographique d'accord avec la clinique, et s'inspirant surtout des faits qui ne respectent pas les limites factices, étend cette paroi jusque sous le grand pectoral et même jusqu'à ses attaches sternales. (M. Richet.). M. le professeur Guyon (Dictionnaire encyclopédique des sciences médicales, 1865, tome 11, art. Aisselle, Anatomie) écrit : « Cette région paraît facile à limiter naturellement. Il n'en est rien. Cela est dû à des connexions très étroites surtout avec la paroi antérieure et supérieure du thorax décrite par certains auteurs avec la région axillaire.» Et, en effet, cette paroi se trouve dans une situation un peu particulière.

C'est une sorte de pont jeté entre le membre supérieur et la paroi thoracique. Ce n'est plus le bras et ce n'est pas encore le thorax, mais c'est un peu l'un et l'autre. « L'aisselle, dit M. Richet, fait aussi bien partie de la poitrine que du membre supérieur ». Ce trait d'union participe surtout dans sa pathologie des deux régions qu'il réunit, et en particulier de la paroi thoracique sur laquelle il empiète par le *diverticulum* sous-pectoral. Étudions la paroi ainsi limitée.

L'anatomie de la forme doit nous occuper d'abord. Elle offre en effet des particularités intéressantes, surtout par leurs modifications en pathologie. La paroi antérieure de l'aisselle présente en dehors un long sillon, oblique en haut et en dedans, plus ou moins apparent suivant l'embonpoint. C'est le sillon, limite entre les muscles deltoide et grand pectoral, sillon interdeltoïdo-pectoral. La transparence de la peau permet quelquefois d'y apercevoir la veine céphalique. Ce sillon commence en bas sur l'humérus, à l'insertion sur cet os du grand pectoral et remonte obliquement en haut et en dedans, sur le côté externe de la paroi. Arrivé à trois centimètres environ au-dessous de la clavicule, le sillon s'élargit un peu, par la séparation des deux muscles qui s'écartent légèrement l'un de l'autre, laissant ainsi un petit espace triangulaire, dont la base est formée par la clavicule.

Cet espace est traversé par la céphalique, qui se recourbe brusquement pour aller s'aboucher dans la veine axillaire. Il forme la limite externe du creux sous-claviculaire.

Ce creux, salière sous-claviculaire, est plus ou moins profond suivant l'embonpoint et aussi en raison du degré des courbures de la clavicule et de la projection de cet os en avant.

Citons un autre sillon, beaucoup moins apparent, visible seulement chez les sujets maigres ou quand le grand pectoral entre en contraction : c'est le sillon qui sépare les deux parties de ce muscle, faisceau claviculaire et faisceau costal. Ce sillon est oblique en dedans et un peu en haut.

Disons enfin quelques mots de la forme générale de la région. Nous la croyons non pas triangulaire, mais quadrilatère. Outre ses côtés interne, externe et inférieur, on peut en effet lui décrire un coté supérieur, très appréciable quand on plonge en arrière du grand pectoral les quatre doigts que l'on porte fortement en haut, en déprimant la peau de l'aisselle vers son sommet. On remontre de cette façon la ligne claviculaire surmontant l'apophyse coracoïde et le bord supérieur du petit pectoral.

Nous arrivons maintenant à la constitution anatomique de la région.

D'avant en arrière, M. le docteur Tillaux (Anatomie topographique) décrit à cette paroi huit couches : 1° la peau, 2° la couche cellulo-graisseuse sous-cutanée, 3° une aponévrose superficielle, 4° le muscle grand pectoral, 5° une couche de tissu cellulaire lamelleux, 6° une aponévrose profonde dans laquelle est compris le petit pectoral, 7° une autre couche de tissu cellulaire lamelleux abondant, traversé par les vaisseaux, 8° les espaces intercostaux. Entre les diverses couches rampent des vaisseaux et nerfs d'importance secondaire.

Nous étudierons surtout les *aponévroses*. La peau est mince, très élastique. Plusieurs fois nous y avons rencontré la trace du bord supérieur du corset, chez la femme. La couche cellulo-graisseuse sous-cutanée est accentuée surtout au niveau de la dépression sous-claviculaire. Des filets nerveux, rameaux sus-claviculaires du plexus cervical, la traversent plus ou moins obliquement.

L'aponévrose superficielle recouvre le grand pectoral. Ce n'est pas une aponévrose, à proprement parler ; c'est une lame celluleuse épaissie qui diminue inférieurement et vient mourir au niveau du tendon du muscle. (M. Sappey. Anatomie.)

On comprend que le muscle grand pectoral soit assez mal défendu contre l'envahissement par cette faible aponévrose.

Ce muscle, avec ses deux faisceaux, recouvre toute la région comme un vaste plastron protecteur : en haut profondément doublé par le petit pectoral, mais en bas formant seul par son bord la partie inférieure de la paroi. Il est séparé du deltoïde par du tissu cellulaire.

La couche lamelleuse sous-jacente présente des communications importantes 1° avec le tissu cellulaire sous-aponévrotique de l'aisselle, 2° avec le tissu cellulaire périvasculaire, 3° avec le tissu cellulaire sous-pleurétique par les ouvertures que traversent les branches des nerfs intercostaux supérieurs. En signalant ces détails, nous indiquons de suite les trois voies de communication ouvertes à la propagation inflammatoire dans le phlegmon rétro-pectoral. Cette couche renferme l'artère acromio-thoracique.

La disposition de l'aponévrose est particulièrement importante à connaître. On la désigne sous le nom d'aponévrose clavi-pectorale (M. Tillaux), ou clavi-coraco-axillaire (Velpeau, 1825, M. Richet). Gerdy avait déjà remarqué son agencement, ses attaches solides en haut et ses adhérences à la face profonde de la peau. Il l'avait pour cette raison appelée ligament suspenseur de l'aisselle et lui attribuait la propriété d'attirer la peau de l'aisselle en haut et de l'y maintenir. M. Tillaux pense que ce feuillet s'amincit trop en bas pour jouer en réalité le rôle que lui accordait Gerdy, mais il lui attribue une importance considérable dans l'histoire et la marche des plegmons de la paroi antérieure. Voici d'ailleurs la disposition de cette aponévrose : M. Tillaux la considère comme le prolongement du feuillet moyen de l'aponévrose cervicale. Elle prend des attaches solides à la clavicule et à l'apophyse coracoïde, descend de ces deux points, recouvrant les vaisseaux du creux sous-claviculaire, (triangle clavi-pectoral de M. Richet), enveloppe le petit pectoral et s'incline en dehors en jetant de ce côté des attaches sur la partie supérieure tendineuse du coraco-brachial (M. Richet), sur la gaine des vaisseaux, puis se confond inférieurement avec l'aponévrose axillaire et la peau, après avoir perpendiculairement traversé les fibres de cette aponévrose (M. Guyon). Elle délimite ainsi une loge d'une importance capitale en pathologie. Cette aponévrose de Gerdy est d'une consistance variable dans ses divers points. En haut, elle est extrêmement résistante ; elle est composée de tractus fibreux très-solides, qui diminuent en descendant, de sorte qu'elle est assez faible en bas et en dedans à ses adhérences thoraciques, mais reste suffisamment forte en bas et en dehors vers l'aisselle. Elle offre encore en cet endroit l'apparence d'une gangue de tractus cellulo-fibreux suffisamment serrés capables d'offrir une certaine résistance et de jouer à ce titre un rôle déterminé en pathologie.

La couche de tisssu cellulaire sous-aponévrotique se continue : 1° en haut, avec le tissu cellulaire du cou, surtout par l'intermédiaire de la trame celluleuse périvasculaire; 2° médiatement au cou avec le tissu cellulaire du médiastin ; 3° en dedans, avec le tissu cellulaire sous-pleurétique, par les gaines perinerveuses des branches intercostales : trois voies également ouvertes à la propagation.

Telle est la constitution par couches de cette paroi antérieure de l'aisselle.

Il faut ajouter qu'on y rencontre, au-dessous de l'aponévrose de Gerdy, le paquet vasculo-nerveux, plongeant dans une atmosphère cellulo-graisseuse, lâche, renfermant des ganglions lymphatiques, et reposant sur les côtes. Les vaisseaux sont ainsi en rapport direct avec les parties dures (côtes et clavicule). De plus, la veine axillaire présente une *adhérence* très importante avec l'aponévrose clavi-pectorale qui la recouvre, ce qui explique les phénomènes de gêne circulatoire veineuse, d'empâtement que nous observerons. Cette disposition de la veine axillaire peut se rapprocher, par analogie, de celle de la veine jugulaire comprise dans un dédoublement aponévrotique.

C'est quand on a ainsi disséqué cette région qu'on se rend compte du vaste *diverticulum sous-pectoral* de l'aisselle dont nous avons parlé, résultant de la direction respective de la paroi thoracique et du muscle grand pectoral. Une solidarité clinique absolue existe entre ce diverticulum et l'aisselle, et c'est ainsi que se justifie la délimitation adoptée.

Il nous reste à parler des lymphatiques.

M. le professeur Richet dit, à ce sujet : « Un gros lymphatique accompagne la veine céphalique, et se jette dans les ganglions profonds de l'aisselle. »

Theil (Encyclopédie anatomique, t. III, p. 663), cité par M. le professeur Guyon, a signalé un ou plusieurs ganglions superficiels vers le bord inférieur du grand pectoral.

Du reste, nous empruntons nos détails sur ce point à M. le professeur Sappey (Anatomie, t. II). « Les ganglions axillaires, dit-il, sont nombreux ; ils se groupent autour des troncs artériel et veineux, sur lesquels ils forment une sorte de chapelet, étendu du creux de l'aisselle à la partie moyenne de la clavicule.

Et plus loin, parlant du premier des cinq groupes de vaisseaux afférents à ces ganglions, il continue : « Parmi les vaisseaux externes, celui qui est le plus éloigné de l'axe du bras se détache quelquefois du groupe principal vers le sommet du deltoïde, et monte dans l'interstice de ce muscle et du grand pectoral, en suivant la veine céphalique jusqu'à son embouchure. Ce vaisseau est quelquefois multiple, le plus souvent simple. Il avait été signalé par Cruikshank et Mascagni. Une fois il se terminait dans un ganglion sous-claviculaire au devant de la veine sous-clavière. »

Telle est la voie par laquelle nous verrons plus tard des phlegmons, des adéno-phlegmons sans doute, débuter et se limiter souvent derrière l'aponévrose de Gerdy. Et ce vaisseau céphalique reçoit encore des lymphatiques de la partie antéro-supérieure du thorax (M. Sappey). De là, la possibilité d'une communication d'inflammation superficielle de la paroi thoracique aux couches profondes.

Continuant cette étude, M. le professeur Sappey arrive aux lymphatiques du sein (5e groupe), et il y décrit des lymphatiques sus et sous-aréolaires, communiquant ensemble : ces derniers allant aboutir au ganglion situé le plus près du bord antérieur de l'aisselle. Donc c'est là que pourra retentir une lésion du plexus sus-aréolaire.

Citons encore les ganglions cachés derrière le grand pectoral, visibles sur des cadavres d'enfants, particulièrement propres à ce genre de recherches, surtout lorsqu'ils présentent des manifestations scrofuleuses des glandes lymphatiques.

En résumé donc, nous avons rencontré des ganglions lymphatiques : 1° superficiels ; 2° derrière le grand pectoral ; 3° sous le petit pectoral.

Nous avons cru trouver, dans la disposition anatomique des éléments qui constituent la paroi antérieure de l'aisselle, l'explication des phénomènes si remarquables qui caractérisent les phlegmons de cette région. Nous espérons que cette considération nous fera pardonner la longueur peut-être excessive de cette première partie.

SECONDE PARTIE

Phlegmons de la partie antérieure de l'aisselle.

Follin (tome II, Pathologie externe) a donné du phlegmon cette définition : « C'est l'inflammation du tissu cellulaire situé dans l'intervalle des organes. »

Or, nous avons rencontré trois couches de tissu cellulaire ; nous distinguerons donc trois variétés de phlegmon suivant la profondeur à laquelle il siège :

1° Phlegmon *sous-cutané*, occupant la couche cellulo-graisseuse correspondante.

2° Phlegmon *inter-pectoral*, situé entre le grand et le petit pectoral.

3° Phlegmon *profond*, situé sous le petit pectoral.

Toutefois, il est assez fréquent de voir réunies sur le même malade plusieurs des variétés.

Nous étudierons successivement ces trois variétés dans les divers chapitres de leur pathologie.

CHAPITRE PREMIER.

ÉTIOLOGIE.

Nous ne nous attarderons pas à énoncer toutes les causes banales de phlegmon. Nous en citerons quelques-unes seulement, particulières à la région, ou qui se trouvent consignées dans nos observations.

Nous devons d'abord constater la situation spéciale de la paroi antérieure de l'aisselle, qui est particulièrement exposée aux coups, aux chocs et aux traumatismes, en un mot à toutes les actions extérieures, causes possibles de phlegmon. C'est ainsi que l'observation XI rapporte le phlegmon à un coup de poing porté sur le grand pectoral, l'observation XVI à une très violente contusion de la région. Nous avons eu l'occasion d'observer un phlegmon à la suite d'exercices violents de gymnastique ; un autre fut déterminé par le séjour d'une balle dans les couches profondes. Deux fois, nous avons rencontré un phlegmon superficiel à l'hôpital Cochin, chez des femmes qui l'attribuaient au frottement et à la compression du corset sur le bord inférieur du grand pectoral. L'observation I signale un phlegmon survenu chez une blanchisseuse qui, tous les jours, maniait le fer à repasser de la main droite. Mais on peut se demander avec M. Le Dentu si ces frottements et ces compressious n'auraient pas déterminé sur place une bourse séreuse qui s'enflammerait soit d'emblée, soit à la suite d'une lymphangite. (M. le professeur Verneuil.)

Sedillot, en 1861, à la Société de chirurgie, signalait des abcès derrière le grand pectoral dus, suivant lui, à la pression de l'uniforme chez les jeunes gens.

Dans l'observation IV, le phlegmon est survenu à la suite d'un abcès de la mamelle. Dans une autre observation (n° 10), Velpeau attribua le phlegmon à une pleurésie purulente ancienne du même côté. Nous avons entendu M. Berger exprimer la crainte d'une semblable étiologie à propos du malade qui fait le sujet de l'observation VII, chez lequel la lésion digitale fut difficile à découvrir. Dans le reste de nos observations, il faut rapporter la cause à une excoriation, soit du sein, soit surtout du membre supérieur en un point quelconque. Donc, en synthétisant l'ensemble qui nous est fourni par nos observations, sans chercher à faire aucune classification, nous voyons simplement que tous ces faits peuvent se rapporter, 1° soit à une cause inconnue (plusieurs de nos observations); 2° soit à une cause locale; 3° soit enfin à une cause à distance.

Nous nous trouvons ainsi en présence du grand problème de l'inflammation directe ou médiate du tissu cellulaire.

Le phlegmon prend-il naissance primitivement dans le tissu lymphatique? Le tissu cellulaire est-il ou n'est-il pas spontanément et de lui-même excitable et inflammable? Telle est la question. Les deux théories contraires ont été soutenues ; l'*in medio* qu'on dit être la vérité a été affirmé avec la plus énergique netteté. Nous ne voulons pas ressusciter cette lutte dans ce modeste travail. Forcé seulement d'en tenir compte pour notre sujet, nous citerons simplement nos maîtres, sans prendre parti.

L'inflammation phlegmoneuse primitive du tissu cellulaire avait été longtemps universellement admise. Ce fut Velpeau surtout qui commença à réagir. Son article du Dictionnaire encyclopédique résume ses idées. Dolbeau, Nélaton, Chevalet, élève de Dolbeau (thèse de Paris, 1865), ont affirmé la réaction. M. Sappey a écrit en ce sens, parlant des lymphatiques de l'aisselle et de la mamelle : « L'inflammation et la suppuration ont donc pour point de départ et pour siège primitif le lymphatique de la glande », puis généralisant il ajoute aussitôt : « Or, ce qui se passe dans la mamelle est aussi ce qui a lieu dans les autres points de l'économie. Aucun fait ne démontre que le tissu cellulaire est irritable. Rien ne prouve qu'il s'enflamme et suppure. Ce qui s'enflamme dans ce tissu, ce sont les veines et les vaisseaux lymphatiques qui le traversent. Là où il en est dépourvu, on ne le voit pas s'enflammer. »

M. Le Dentu, dans son article Lymphatique du nouveau Dictionnaire, reconnaît toute l'action de la lymphangite soit manifeste, soit latente, soit profonde, soit à distance : « Qu'il suffise, dit-il, de rappeler que certains phlegmons isolés, superficiels ou profonds, se rattachent à des lymphangites aiguës circonscrites, qu'il n'est pas besoin pour admettre cette pathogénie que le malade présente encore des traînées lymphatiques partant de l'aisselle ou y aboutissant, que d'ailleurs ces traînées qui ont pu exister dans le cas de phlegmon superficiel peuvent n'avoir jamais existé s'il s'agit d'un phlegmon profond, que Dolbeau a démontré par des autopsies l'origine lymphangitique de certaines collections purulentes sous-aponévrotiques et que par suite de ce fait, on aura le droit de mettre en cause le système lymphatique toutes les fois qu'on sera en présence d'un abcès de cause inconnue situé sur le trajet de lymphatiques superficiels ou profonds. »

On le voit, M. Le Dentu fait la part grande à l'influence lymphangitique. Et cependant il se refuse à l'admettre exclusivement. En se résumant : « Je conclus, dit-il, à l'existence indiscutable du tissu cellulaire et tout en admettant que cette phlegmasie est souvent consécutive à une autre (érysipèle, phlébite, lymphangite, adénite) je me refuse jusqu'à nouvel ordre à croire que toutes les inflammations de la main et des doigts naissent d'une lymphangite et soient elles-mêmes originairement des lymphangites. »

Nous concluons donc pour notre sujet particulier à l'existence de phlegmons simples et d'adéno-phlegmons, répercutés du réseau vasculaire lymphatique dans les diverses couches et dans le diverticulum pectoro-thoracique.

Ajoutons que ces phlegmons sont plus rares chez les femmes et les enfants, moins exposés aux causes extérieures.

Les affections du sein dépassent rarement les limites de la glande emprisonnée dans un véritable sac, dans une véritable aponévrose d'enveloppe (Velpeau). D'autre part les lymphatiques se rendent en majorité aux ganglions de la paroi interne ; quelques-uns seulement aux ganglions de la paroi antérieure. De là, la rareté de ces phlegmons de la paroi antérieure secondaires à l'excoriation du sein.

CHAPITRE II.

PHYSIOLOGIE PATHOLOGIQUE.

Lorsque, dans une couche de tissu cellulaire, un phlegmon s'est terminé par la formation d'une collection purulente, il importe tout d'abord de savoir comment agit cette collection sur les parties qui l'environnent.

Sur le tissu cellulaire situé autour de lui, le pus peut réagir de deux manières : ou bien en déterminant l'organisation d'une zone plastique qui l'entoure et l'empêche de fuser : c'est ce qui a lieu quelquefois ; ou bien en envahissant le tissu, en fusant. Dans ce cas, le tissu s'infiltre peu à peu de sérosité, prend un aspect œdémateux, dont la chirurgie s'est fait un moyen de diagnostic.

Les membranes séreuses se recouvrent et le tissu cellulaire sous-séreux s'imprègne de lymphe plastique qui augmente leur épaisseur et rend le passage du pus bien difficile. Telle est l'opinion générale : nous citerons cependant par la suite quelques faits contradictoires.

Quant aux gros vaisseaux, on craignait qu'ils ne fussent ramollis par le contact du pus, on disait en effet que l'inflammation faisait perdre aux tuniques leurs propriétés. Les expériences de Béclard paraissent avoir démontré qu'elles sont protégées par un dépôt de lymphe plastique. Néanmoins la question a été portée de nouveau devant la Société de chirurgie cette année même. Les nerfs restent indemnes ; seul, le tissu cellulaire qui les entoure est attaqué ; mais c'est là une considération importante, ainsi que nous le verrons.

Les aponévroses et les tendons ne sont point attaqués.

Les muscles ne le sont généralement pas non plus ; cependant Bérard et Gendrin (Histoire anatomique des inflammations) ont établi la possibilité de l'existence de la myosite (Velpeau, Dionis, thèse, 1851).

Quant aux os, ils sont défendus par leur périoste. Néanmoins leur attaque par le pus n'est pas impossible. Elle est très facile si l'os est malade de quelque manière avant le developpement de la suppuration.

Le pus, pour s'étendre, n'opère point par une simple action mécanique, mais bien par un procédé que Hunter appelle absorption progressive et Thompson absorption ulcéreuse. Une seconde question est donc d'étudier l'aptitude particulière de chaque tissu, à céder ou à résister à cet envahissement. La peau et le tissu cellulaire y cèdent facilement; les muscles et les os y opposent une résistance temporaire, le pus s'attaquant surtout au tissu cellulaire qui sépare les fibres musculaires et les écartant après avoir détruit ainsi les moyens de cohésion; enfin les ligaments et les aponévroses ne cèdent que par l'éraillement des fibres ou encore par les trous de passage des vaisseaux et nerfs qui les traversent.

De ces diverses dispositions, on peut conclure que la résistance des aponévroses à l'absorption ulcérative, leur forme et leur inextensibilité les rendent propres à servir de barrière aux collections purulentes. Au contraire celles-ci cheminent très facilement dans les intervalles de tissu cellulaire. C'est ce qui rend compte de leur trajet et de leur étranglement par les membranes aponévrotiques, si on n'intervient à temps. Ceci est vrai pour les abcès froids surtout et absolument. Car telle est l'acuité de l'absoption ulcéreuse dans l'inflammation aiguë, que le tissu fibreux peut être usé, perforé en un espace de temps relativement court, et laisser passer le pus.

Néanmoins ce n'est pas la règle la plus ordinaire et les inflammations aiguës ne se soustraient pas complètement aux principes généraux. Guidé par la pesanteur et la laxité du tissu cellulaire, le pus, bridé par les aponévroses, se porte en bas, décolle, se propage et fuse.

Nous n'aurons qu'à appliquer ces données.

CHAPITRE III

SYMPTÔMES.

Nous ne voulons pas faire une description complète de tous les symptômes ordinaires du phlegmon qui sont décrits partout. Nous étudierons seulement ceux qui sont particuliers à la région.

Mettons d'emblée de côté le phlegmon sous-cutané. Il ne diffère en rien du phlegmon sous-cutané banal développé sur une région quelconque. Du reste les observations ci-jointes suffisent à le faire connaître dans les détails les plus intéressants. Nous y reviendrons seulement à propos de quelques complications possibles. Toutefois si l'on hésite à localiser la fluctuation au-dessus ou au-dessous du grand pectoral, il suffit de faire contracter le muscle, la perception subsiste pour le pus collecté en avant, disparaît pour le pus collecté en arrière.

OBSERVATION I.

Phlegmon sous-cutané de la paroi antérieure de l'aisselle droite. Guérison.

(Hôpital Cochin, service de M. le Dr Th. Anger).

Leparg... (Héloïse), 21 ans, blanchisseuse, impasse de Vanves. Tempérament nerveux. Un peu lymphatique; bien réglée. Pas de diathèse, pas de maladie antérieure.

Entrée à l'hôpital le 8 mars 1882, salle Cochin, n° 25. Aucune écorchure, ni au sein ni au bras, *mais repasse toujours de la main droite.* La malade a remarqué, il y a un mois, qu'il lui était venu, en avant de l'aisselle droite, une petite grosseur du volume d'une noisette, indolore au début. La peau a son aspect normal. Plus tard, la tumeur devient douloureuse, augmente; la peau rougit à sa surface. Douleurs plus vives.

Toutefois, la malade travaille. Cataplasmes. L'abcès se perce après douze jours. Un petit orifice étroit laisse couler un pus séreux, mais l'ouverture se ferme; l'inflammation s'étend, le pus augmente. La partie supérieure du bras devient un peu douloureuse au toucher. Perte d'appétit. Un frisson décide la malade à entrer à l'hôpital après dix nouveaux jours. A ce moment, tumeur située à la partie antérieure de l'aisselle, contournant le bord inférieur du grand pectoral, mesure 10 centimètres sur 3, grosse comme un œuf de poule; manifestement fluctuante, douloureuse, tendue. Peau enflammée, amincie. Sensibilité vive à la pression tur le grand pectoral et sur tout le deltoïde. Pouls et température normale. Somme toute, la malade a travaillé jusqu'à ce jour. (Caplasme le 9.) Douleurs plus vives le soir. — Cataplasme laudanisé.

Le 10. Ponction et drain.

Le 13. Etat général excellent; bon appétit. L'ouverture est petite. L'état local marche lentement. La malade sort le 16; non guérie. Revue et guérie dix jours après.

Observation II.

Phlegmon sous-cutané de la paroi antérieure de l'aisselle. Guérison.

(Hôtel-Dieu de Caen, service de M. le Dr Denis Dumont, recueillie par M. Faucon, interne du service).

Le 4 février 1882 entre à l'hôpital, salle Saint-Louis, n° 18, le nommé T... (Théodore), âgé de 48 ans, journalier. Bon tempérament. Aucune maladie antérieure. Il présente vers l'épaule droite une tuméfaction volumineuse qui occupe toute la paroi antérieure de l'aisselle, commence à l'insertion du grand pectoral à l'humérus, se continue sur le bord inférieur de ce muscle jusqu'au thorax.

La maladie a débuté il y a dix jours, raconte le malade, qui ne sait à quoi l'attribuer, ne se rappelle avoir eu aucune écorchure soit au membre supérieur, soit à la poitrine.

Au moment de son entrée, toute la paroi est tuméfiée, douloureuse, rouge et très chaude.

La fluctuation est manifeste et superficielle. La température est à 38,5,

L'état général est relativement satisfaisant. Toutefois perte d'appétit.

Le 5. Une incision est pratiquée à la partie inférieure, puis, comme le décollement remonte assez haut, on pratique une contre-ouverture à la partie supérieure et on passe un drain.

Injections chaque jour dans le drain avec une solution de chloral. Pansement simple. — La cicatrisation s'opère sans iucident.

Le malade sort guéri le 10 mars 1882.

Observation III.

Phlegmon sous-cutané. Guéri.

(Hôpital de la Charité, service de M. le professeur Gosselin, suppléé par M. le Dr Berger, donnée par M. Piquet, chef de clinique.

Gon... (Aimée), 25 ans, cuisinière, entrée le 31 octobre 1882, salle Sainte-Catherine, nº 13.

Il y a cinq jours, la malade a commencé à ressentir spontanément une vive douleur dans la région sous-claviculaire qui était rouge. Fièvre, perte d'appétit et de sommeil.

Etat actuel. — La région est très déformée, les dépressions sous claviculaire et pectoro-deltoïdienne sont comblées. Au centre de la région, soulèvement de la peau, qui à ce niveau est rouge et violacée. A la palpation, on sent une fluctuation manifeste soit transversalement, soit de haut en bas. La manœuvre employée pour le phlegmon de l'aisselle ne donne rien. Du reste l'exploration du creux axillaire ne revèle point de tumeur appréciable, même en déprimant suffisamment. La contraction du grand pectoral prouve d'ailleurs que la suppuration est sous-cutanée. Pas de plaie des doigts. Large ouverture dès le premier jour avec drainage. Chute de la fièvre. Grand soulagement. Guérison rapide en quinze jours. Sort le 16 novembre.

Le phlegmon inter-pectoral et le plegmon profond, qui nous intéressent surtout ici, présentent des symptômes locaux communs que nous allons d'abord étudier.

La région offre un aspect et des déformations qui constituent les caractères propres de ces phlegmons.

Normalement aplatie, elle bombe, dans ce cas, en

avant, ce qui augmente ses dimensions apparentes. « Elle paraît allongée » (M. Tillaux).

Ainsi déformée et soulevée, elle est tendue et douloureuse à la pression, quelquefois même très douloureuse, dans des limites variables.

Chose remarquable, la peau est à peu près toujours normalement colorée ou à peine rosée, ce qui, sans doute, tient à la profondeur des couches envahies.

L'élévation de la température locale est cependant constante (Dolbeau). (Obs. 16).

Les mouvements du membre sont douloureux, plus douloureux que dans l'abcès ordinaire du creux de l'aisselle, à cause probablement de la compression immédiate ou médiate exercée par les contractions du grand pectoral.

L'articulation scapulo-humérale est assez souvent tendue, douloureuse, au point de faire croire à du rhumatisme. (Obs. 4 et 9.)

Le creux sous-claviculaire disparaît Il est absolument effacé et alors la paroi thoracique se continue sans ligne de démarcation avec la face antérieure de la clavicule. (Obs. 7.)

Signalons l'élévation du mamelon qui se trouve attiré par la tension de la paroi et remonte plus haut que celui du côté opposé. Cette différence de hauteur est parfois suffisamment accentuée pour fournir une bonne présomption de collection rétro-pectorale. (Obs. 16.)

Enfin nous avons constaté la difficulté des grandes inspirations, quelquefois de la dypsnée. (Obs. 8 et 9.)

La fluctuation est quelquefois difficile à apprécier.

Pour y arriver, le meilleur moyen est peut-être celui-ci : placer la main gauche sous l'aisselle droite et vice versa, derrière la paroi antérieure de l'aisselle, la pulpe des doigts tournée vers l'angle interne de cette paroi, repousser fortement, d'autant plus fortement que la couche prise est plus profonde, dans la direction de cet angle et un peu en haut. Appliquer la pulpe des doigts de la main droite sur le grand pectoral, à la hauteur voulue, et déprimer de façon à refouler le pus déjà collecté vers les doigts gauches qui recevront son impulsion. Il faut autant que possible agir parallèlement aux fibres musculaires.

Tels sont les points communs. Voyons les points différents. Nous ferons par là même le diagnostic des deux variétés.

Disons tout d'abord que le phlegmon sous-cutané se différencie facilement par la superficialité de ses symptômes : peau très rouge, tuméfaction très déterminée et très apparente, fluctuation manifeste et superficielle. (Obs. 1, 2, 3.)

Le sillon inter-deltoïdo-pectoral disparaît généralement dans le phlegmon inter-pectoral, subsiste dans le phlegmon profond.

Le bord inférieur de la paroi est gonflé, épaissi, induré dans le premier cas, peu modifié dans le second.

Dans l'un, l'aisselle est le plus souvent libre, à moins qu'il ne s'agisse d'un flegmon de la paroi antérieure secondaire à un phlegmon du creux de l'aisselle. Dans l'autre cas, l'aisselle est généralement intéressée.

En refoulant le pus par l'aisselle dans la première variété, on peut quelquefois faire bomber le grand pectoral.

(Obs. 14.) Cette manœuvre n'est pas possible en général dans la variété profonde.

Dans le phlegmon profond, la tension et la sensation de fluctuation sont plus accentuées (et quelquefois même limitées) sous la clavicule.

L'aboutissement du pus est variable : dans le phlegmon inter-pectoral, c'est au bord inférieur du muscle, c'est dans le sillon inter-deltoïdo-pectoral (Obs. 6) ou encore dans le sillon de séparation des deux faisceaux du grand pectoral (Sédillot), ou enfin en un point quelconque rétro-pectoral limité. Dans le phlegmon profond, le pus aboutit quelquefois dans l'aisselle, mais souvent aussi reste bridé par l'aponévrose de Gerdy.

Les phénomènes de compression vasculaire et nerveuse sont plus fréquents dans le phlegmon profond. On y observe l'œdème du membre supérieur dû à la compression de la veine axillaire (Obs. 9). Dans l'autre variété, c'est un simple empâtement limité à la région et *peut-être* imputable à la gêne de la céphalique. Les crampes, les fourmillements dans le membre supérieur ne sont pas rares dans le plegmon profond (Obs. 8 et 9). On y observe aussi une douleur du cou plus ou moins accentuée. (Obs. 8 et 9.)

Cette même variété débute quelquefois par une lymphangite tronculaire limitée au gros vaisseau céphalique de M. Sappey. (Bon signe. Obs. 9.)

L'état général y est très grave, il est plus satisfaisant dans le phlegmon inter-pectoral, à moins de complications ou d'exceptions que les auteurs du Compendium rattachent à des phénomènes sympathiques.

Les deux variétés ont des complications différentes.

Les indications y sont plus ou moins pressantes. Ajoutons qu'il est quelquefois plus facile dans le phlegmon profond de sentir la fluctuation par le procédé ordinaire employé sous la clavicule que par le procédé spécial que nous avons indiqué.

Enfin, peut-être pourrait-on utiliser à cet effet le petit espace triangulaire que nous avons noté à l'extrémité externe de la salière sous-claviculaire et qui est formé par l'écartement léger des fibres du deltoïde et du grand pectoral. Là, en effet, il n'y aurait pas de muscles, mais seulement du tissu cellulaire interposé.

Observation IV.

Phlegmon inter-pectoral (sous le grand pectoral). Marche normale. Guérison.

(Résumée de la thèse de Briband, 1856).

Hôtel-Dieu, salle Saint-Charles, n° 18. E... (Annette), 35 ans, domestique, entrée le 18 août 1854. Vient d'accoucher, a un abcès du sein droit, qui se guérit, quand, le 6 avril, elle ressent au niveau des insertions humérales du grand pectoral une douleur qui augmente par la pression. On croit à un rhumatisme : vésicatoire. La paroi antérieure de l'aisselle est rouge, tendue, chaude, douloureuse à la pression, douleurs lancinantes ; le bord inférieur de la paroi est épaissi; le creux sous-claviculaire n'existe plus ; la paroi est déformée, bombe en avant; le creux axillaire est libre. Bras rapproché du corps, douleur si on l'écarte. Pouls accéléré, insomnie, peu d'appétit, frisson. Broca incise au niveau du bord inférieur du grand pectoral.

Le 11. Encore douloureux, bord inférieur toujours induré. Broca croit à un peu de myosite.

Le 17. Mieux. Guérison après quinze jours.

Observation V.

Phlegmon inter-pectoral. Guéri.

(Résumée de la thèse de Briband, 1856).

Le 20 juin 1854, N... (Jean), 43 ans, entre à la salle Sainte-Marthe de l'Hôtel-Dieu, n° 65. Il y a quinze jours, furoncles à la face dorsale de l'avant-bras, angioleucite et adénite. Douleur de la paroi antérieure de l'aisselle qui est tendue, déformée, soulevée, volumineuse, très douloureuse à la pression. Frisson, céphalalgie, courbature. Creux sous-claviculaire effacé. Peau chaude et rouge. Empâtement. Œdème sous-cutané. Au point déclive, vers le bord inférieur du grand pectoral, fluctuation obscure. Pression douloureuse; le malade ne peut écarter le bras du tronc; le bord inférieur de la paroi est épaissi, tuméfié, induré, consistant. Langue blanchâtre, bouche mauvaise, amère. Pouls très fréquent. (Cataplasmes et limonade.) Le lendemain, Laugier fait une large incision parallèlement au bord inférieur du grand pectoral. L'œdème diminue; pas de fièvre, pas de diarrhée; le creux sous-claviculaire reparaît; plus d'empâtement lymphatique; Guérison en vingt-cinq jours.

Observation VI.

Phlegmon inter-pectoral. Guéri.

(Hôpital Beaujon, service de M. le Dr Tillaux, recueillie par M. Leprévost, interne du service).

V... (Théophile, 23 ans, zingueur, entré le 4 juillet 1882, salle Saint-Denis, n° 45.

Pas de maladie antérieure, mais accuse des habitudes alcooliques. Écorchure, il y a plus d'un mois, au niveau de la première phalange de l'index gauche. Le malade ne soigne pas cette écorchure et n'interrompt pas son travail. Plus de quinze jours après, il se sent arrêté dans son travail par une douleur sourde au niveau du grand pectoral. Il achève néanmoins sa journée. Pris de symptômes généraux, malaise, fièvre, anorexie, il se met au lit le soir même. Les symptômes généraux persistent les jours suivants.

Un médecin appelé le traite pour un rhumatisme articulaire aigu et le malade entre à l'hôpital le 4 juillet.

Le 5. Examiné par M. Tillaux, mêmes symptômes généraux. Localement, douleur lancinante au niveau du grand pectoral, légère rougeur de la peau et tuméfaction.

Fluctuation nette bien que très médiatement perçue par la manœuvre spéciale de l'aisselle ; tous les symptômes d'un phlegmon siégeant sous le grand pectoral.

M. Tillaux pratique une incision de 6 cent. environ, parallèlement aux fibres du grand pectoral, à quelque distance du sillon deltoïdo-pectoral.

Il découvre et incise le grand pectoral et à l'aide de l'index plongé dans la plaie donne issue à une grande quantité de pus crémeux. Lavage phéniqué. Drainage.

Guérison rapide en 20 jours.

Observation VII.

Phlegmon inter-pectoral.

(Hôpital de la Charité, service de M. le professeur Gosselin, suppléé par M. le Dr Berger, donnée par M. Piquet, chef de clinique.

G... (Jean), 38 ans, terrassier, entre le 11 octobre 1882. Salle Sainte-Vierge, n° 9.

Le malade attribue son mal à un traumatisme; la vérité est qu'il y a à la face dorsale de la main sur l'articulation métacarpo-phalangienne de l'index une croûte épaisse qui recouvre une excoriation traumatique survenue samedi dernier. Dès le lendemain, sensation d'engourdissement de l'avant-bras et du bras. Accès fébrile intense.

Etat actuel. — La région antérieure du creux de l'aisselle est modifiée; le creux sous-claviculaire et le sillon deltoïdo-pectoral sont effacés; la palpation fait reconnaître un empâtement profond. Sur le bord inférieur du grand pectoral, rougeur vive, limitée de la grandeur d'une pièce de 5 francs. Pour sentir la fluctuation, mettez une main sur le grand pectoral, l'autre dans le creux axillaire.

Elle est assez appréciable. Le malade écarte le bras du corps, mais ne peut l'élever ni le porter en avant. Etat général assez bon; toutefois, perte d'appétit.

Le 14. Incision de la ligature de l'axillaire. Drainage.

Le 17. Le point inférieur devient de plus en plus fluctuant; en le pressant, il sort du pus. Ouverture et grand drainage.

Le jour, hémorrhagie dont on ne s'est pas aperçu de suite parce que le sang venait dans l'aisselle, pince hémostatique; rien de plus.

M. Berger avait fait la première incision en haut, comme plus propre à arrêter la diffusion inflammatoire.

Bronchite double; pas d'épanchement pleurétique; sommets douteux. On peut penser à une bronchite symptomatique de pyohémie.

Le 19. Cette hypothèse n'est pas confirmée, l'état s'améliore.

Le 24. La bronchite est localisée au sommet.

L'état local marche lentement.

Le 28. Continuation. Marche vers la guérison.

Le 20 décembre, le malade est toujours à l'hôpital.

Les deux observations suivantes ont trait à des phlegmons profonds.

Les deux malades ont guéri, mais après des accidents locaux et généraux très graves. De plus dans le premier cas, le phlegmon n'était primitivement qu'interpectoral, il n'est devenu profond que consécutivement. Dans le second cas, déjà grave par sa cause, on a pu pratiquer à temps une large incision qui a diminué la tendance à la diffusion, et à des complications plus étendues.

Ces deux observations, les seules que nous ayons pu recueillir sur cette affection relativement rare, ne permettraient pas un pronostic général grave comme celui que nous indiquons. Les conseils de nos maîtres nous ont permis d'être plus affirmatif.

Observation VIII.

Phlegmon primitivement inter-pectoral, devenu profond. Accidents. Guérison.

(Hôtel-Dieu de Caen, service de M. le docteur Denis Dumont.)

L..., chasseur à pied, 22 ans, entre à l'Hôtel-Dieu le 18 mai 1880. Vient de Rouen où, d'après les détails qu'il raconte, il a eu un phlegmon inter-pectoral soigné à l'hôpital. Deux petites piqûres avaient été pratiquées pour donner issue au pus, mais insuffisantes pour l'évacuer complètement. Le mal occupait l'épaule et le haut du bras.

Depuis quelques jours, il est très mal à l'aise. Frissons, fièvre, perte d'appétit, face terreuse; état général très mauvais.

Son bras est tendu, la paroi antérieure de l'aisselle est très douloureuse depuis huit jours, elle enfle, dit le malade; douleurs sourdes et profondes; la région est soulevée, déformée; le creux sous-claviculaire a disparu. Le cou, la région sus-claviculaire surtout sont tuméfiés, douloureux. Mouvements difficiles; un peu de difficulté pour respirer; quelques crampes dans le bras, quelquefois des fourmillements.

Ces derniers phénomènes n'avaient pas encore été éprouvés précédemment.

En introduisant une petite sonde molle par une des ouvertures, on rencontre un décollement qui va jusqu'à la clavicule et descend en suivant le grand pectoral entre les masses musculaires du bras: longueur, 25 centimètres. L'état du malade est grave. Une collection purulente existe à la partie supérieure du bras, une autre au-dessous de la clavicule.

On pense à un phlegmon rétro-pectoral ayant envahi les couches profondes et le cou à la suite de la rétention du pus.

Le grand décollement du bras appartient à ce premier phlegmon ainsi que raconte le malade. C'est depuis huit jours environ que l'état général et local s'est modifié et que, par conséquent, la propagation s'est opérée. On incise les deux petites collections purulentes au bras et sous la clavicule, puis on pratique une incision derrière le bord inférieur du grand pectoral au point déclive. Le doigt, plongé par cette incision, rencontre le petit pectoral. Le malade accuse une vive douleur. Un stylet boutonné conduit sur l'index, perfore son aponévrose et du pus s'écoule avec abondance. On agrandit l'incision et l'on draine. Le cou semble se détendre un peu. Le drain remonte derrière la clavicule et au-dessus de cet os.

Un peu de soulagement. Légère hémorrhagie promptement arrêtée.

A partir de ce moment, lavages phéniqués très faibles chaque jour. Le malade resta dans un état général grave pendant huit jours encore. Avec des incidents divers, la guérison s'opéra en trois mois et demi.

Le malade est sorti de l'hôpital le 6 septembre.

Observation IX.

Phlegmon profond très grave. Guérison.

N..., étudiant en médecine, interne à l'Hôtel-Dieu de Caen, 23 ans, forte constitution.

Le 13 avril 1881, excoriation à la face dorsale du médius droit. Fait une autopsie.

Le lendemain, grande faiblesse générale, inappétence, frissons, fièvre très intense.

Dans la nuit du 14 au 15, lymphangite réticulaire au doigt, à la main ; tronculaire à la partie antérieure du bras.

Le 15. La douleur se fixe, profonde, persistante, occupant l'articulation scapulo-humérale avec un redoublement d'intensité vers la clavicule. Vomissements. — Cataplasmes laudanisés.

Jusqu'au 19, continuation des mêmes symptômes locaux et généraux. Application de sangsues,

Le 19. Tuméfaction sous la clavicule.

Le 20. M. Denis Dumont est appelé. Empâtement axillaire, quelques fourmillements. Un peu d'œdème du bras, qui est collé au corps. Mouvements spontanés impossibles, communiqués très douloureux. Jusqu'au 24, médication émolliente et sulfate de quinine.

Le 24. Région déformée, soulevée sous la clavicule ; toute l'épaule est empâtée. Tension et douleur de la paroi antérieure de l'aisselle. La lymphangite persiste. Fluctuation très difficile à sentir. OEdème du bras, crampes. Mouvements du cou pénibles.

En déprimant derrière le grand pectoral et en dedans, en arrive à toucher une tumeur dure, peu rénitente, très douloureuse. La peau a sa coloration normale. Le cou est gonflé, tendu.

Incision derrière le grand pectoral, lente, couche par couche, le bras étant élevé.

Drain avec lavage au permanganate de potasse.

Successivement et peu à peu le cou reprend son volume et sa mobilité ; la région reprend sa forme, l'épaule ses mouvements. Pus abondant jusqu'au 17 mai. La réparation a demandé deux mois. Le malade a repris ses occupations le 15 juin.

CHAPITRE IV.

COMPLICATIONS.

Ce chapitre des complications est particulièrement intéressant et étendu. C'est par elles en effet que se juge la gravité des affections qui nous occupent.

Il en est de communes à plusieurs variétés, d'autres sont spéciales à certaine espèce. Nous les énoncerons successivement en disant à quelle variété elles sont applicables.

Toutefois nous dirons un mot immédiatement de ce qui concerne la variété sous-cutanée. Ce phlegmon peut s'étendre, soit en superficie, soit en profondeur. En superficie, vers le bras, le cou, le thorax. En profondeur, soit par les lymphatiques, sous le petit pectoral : on a le phlegmon total ; soit en dissociant les fibres du grand pectoral et en passant au-dessous de ce muscle : on a le phlegmon en bouton de chemise (Dolbeau).

Voyons d'abord les complications spéciales du phlegmon inter-pectoral. Il est entendu que le pus peut décoller le muscle en dedans jusqu'au sternum (Sédillot) ; de même en dehors il peut fuser en suivant le tendon jusqu'aux masses musculaires du bras (obs. 8). Il peut aussi déterminer une myosite du grand pectoral (obs. 4). Le muscle s'épaissit, s'indure, peut suppurer. Il en résulte une gêne plus ou moins persistante dans les mouvements. Enfin, d'inter-pectoral le phlegmon peut, quoique rarement, devenir profond. Ceci nous amène à parler des complications communes aux deux variétés.

C'est l'envahissement du creux axillaire où le pus pénètre, soit par la gaine des vaisseaux pour le phlegmon profond, soit par la rainure coraco-deltoïdienne pour le phlegmon inter-pectoral. Briband croit à la possibilité de l'usure de l'aponévrose.

Le contact du pus avec la paroi thoracique peut amener une *pleurésie purulente* par deux mécanismes différents : ou bien par irruption directe du foyer dans la plèvre, ou bien par simple extension inflammatoire. Le mécanisme *par perforation* donne un double foyer, foyer pleural et foyer extra-thoracique, communiquant ensemble le plus souvent en bouton de chemise (M. Tillaux). Consécutivement il peut survenir un pyo-pneumo-thorax. Il est écrit partout que le fils de J.-L. Petit mourut ainsi d'une pleurésie purulente par perforation.

Toutefois ce mécanisme est loin d'être universellement accepté. Dolbeau, dans son article Aisselle du Dictionnaire encyclopédique, prétend que rien n'est prouvé ni même possible en ce sens, la plèvre s'épaississant et formant un obstacle. M. Tessier, en effet (Bulletins de la Société anatomique (1834), présente à la Société un cas où l'abcès s'était propagé jusque dans les espaces intercostaux. Au niveau de celui des espaces où la perforation était le plus imminente, le poumon avait contracté des adhérences circonscrites. Blandin et M. Richet nient formellement la pénétration directe par perforation.

Mais, en revanche, Sédillot, en 1861, l'affirmait devant la Société de chirurgie. D'autre part, Vanlaer, dans sa thèse inaugurale, en rapporte un cas bien constaté à l'autopsie et qu'il emprunte aux Archives générales de médecine.

Velpeau, en juillet 1828, en eut un cas dans son service à l'hôpital de l'École. Le pus d'un phlegmon perfora la paroi thoracique. La malade mourut, et l'autopsie rendit « la perforation évidente ».

La Gazette médicale du 28 mars 1837 rapporte le cas suivant observé dans le service de Blandin à l'Hôtel-Dieu : Jeune fille de 15 ans. Phlegmon sous-pectoral, tuméfaction remontant au-dessus de la clavicule, incision; un flot de pus sortait à chaque expiration. Mort. Autopsie. Un peu en avant du creux de l'aisselle, entre la 3e et la 4e côtes, neuf ou dix ouvertures fistuleuses pénétrant en cavité pleurale et formant « *une sorte de grillage* » entre cette cavité et celle de l'abcès.

D'ailleurs Morel-Lavallée a cité deux cas de phlegmon de la paroi antérieure par ce même mécanisme, en sens inverse, par rupture ou perforation de dedans en dehors de la paroi thoracique, le liquide venant de la plèvre dans l'aisselle, se réduisant à la pression et sortant au moment des expirations brusques, de la toux, par exemple (Dolbeau).

Le second mécanisme, celui de la propagation inflammatoire par continuité de tissu est généralement admis. Dolbeau le considère comme fréquent, et cite une jeune fille du service de Velpeau chez laquelle on constata la pleurésie purulente, en se rendant très bien compte de la non communication entre l'abcès et la plèvre. Velpeau regarde cette complication comme la cause de la mort la plus ordinaire dans ces sortes de phlegmons. M. Richet a vu dans les salles du professeur Roux un épanchement pleurétique à la suite d'un phlegmon rétro-pectoral. L'observation suivante est intéressante à ce point de vue.

Observation X.

Phlegmon inter-pectoral ayant fusé dans l'aisselle. Pleurésie purulente. Mort.

(Gazette des hopitaux, 10 janvier 1854).

Le 12 décembre 1853, à la Charité, salle Sainte-Vierge, n° 5, service de Velpeau, entre M... (Alexis), mouleur, 18 ans.

Le 9 décembre, douleurs vagues, vomissements, malaise extrême. A son entrée, le 12, pouls rapide, céphalalgie, rêvasserie. Agitation la nuit.

Le 19. Paroi antérieure de l'aisselle et région sous-claviculaire bosselée, fluctuante.

Le 21. Velpeau ouvre perpendiculairement aux fibres du grand pectoral. Il craint fusée vers l'aisselle.

Le 23. Exacerbation. Gêne respiratoire. Toux, crachats aérés, blanchâtres, sans viscosité; douleur de côté continue. Pendant huit jours, tout cela augmente. Matité limitée, silence, anxiété. Mort le 31.

A l'*autopsie*, foyer purulent sous le grand pectoral allant dans l'aisselle autour des vaisseaux et nerfs. Les muscles intercostaux du 3e espace sont ramollis, éraillés, contiennent des noyaux purulents. Toutefois, pas de pénétration, Dans la cavité pleurale, deux loges *épaissies* de pleurésie purulente ancienne. Dans la grande cavité, deux litres de liquide séro-purulent.

Velpeau regarde la pleurésie ancienne comme la cause de l'abcès.

Broca, en avril 1850, a inséré dans les Archives générales de médecine (4e série, t. XXII, pages 385-422) un remarquable mémoire sur les pleurésies secondaires aux inflammations du sein et de l'aisselle, avec six observations et résultats des autopsies démontrant la propagation de l'inflammation par continuité.

Nous avons observé dernièrement un cas semblable

dans le service de M. le Dr Berger, suppléant M. le professeur Gosselin à la Charité : ce cas a été présenté à la Société anatomique (séance du 24 novembre) par M. Piquet, chef de clinique de la Faculté. C'était une femme opérée d'un squirrhe du sein et morte quatre jours après. A l'autopsie on trouva un vaste phlegmon sous-pectoral et une pleurésie purulente; beaucoup plus marquée en haut et en avant, au niveau du phlegmon. La malade avait des habitudes alcooliques et un rein gras.

Une autre complication commune aux deux variétés est la *périostite* costale quelquefois suivie d'ostéite et de carie.

On a signalé l'*arthrite* par épaississement inflammatoire de la capsule articulaire scapulo-humérale. Dolbeau insiste sur cette complication (article Aisselle du Dictionnaire encyclopédique).

Enfin l'observation suivante établit à la fois l'existence de la pleurésie purulente et de l'infection purulente ayant déterminé la mort.

Observation XI.

Abcès sous le grand pectoral. Mort.

(Extraite de la thèse de Briband, 1856).

N... (Louis), âgé de 52 ans, terrassier, entre le 22 mai 1854 à l'Hôtel-Dieu, service de M. Laugier, salle Sainte-Marthe, n° 78.

Cet homme bien constitué a reçu, il y a trois semaines, un coup de poing porté directement dans la région du grand pectoral gauche. Travail d'abord difficile, impossible ensuite. Bientôt grosseur au-dessus du mamelon. Pas de changement de coloration à la peau. Douleur à la pression, impossibilité d'écarter le bras. Cataplasme, saignée, purgatif.

Le 22. Région pectorale déformée, tendue, bombe en avant; creux sous-claviculaire n'existe plus. Pas de changement à la peau. empâtement. Œdème sous-cutané, fluctuation manifeste en haut, obscure en bas. Ouverture par M. Laugier à la partie déclive à travers les fibres du grand pectoral. Jusqu'au 2 juin, tout va bien.

Le 3. Pouls fréquent.

Le 7. Teinte terreuse.

Le 8. Selles, suppuration fétide; face amaigrie, yeux caves, prostration.

Le 12. Eschare au coude et au sacrum, suppuration abondante. douleur au bras, œdème des membres.

Le 13. Langue fuligineuse, vomissements.

Le 14. Vomissements. Mort à 6 heures.

Autopsie. — Foyer purulent occupant paroi antérieure de l'aisselle et grand pectoral. Pas de communication avec le creux axillaire. Au-dessous du deltoïde, foyer purulent, peu volumineux, bien limité.

Pleurésie subaiguë à gauche, sérosité citrine, claire, limpide, en assez grande abondance; adhérences dans l'étendue du foyer sous-pectoral. Fausses membranes épaissies, consistantes. En certaines parties de la plèvre, épaississement notable. Poumons, foie, rate intacts. A l'ouverture de la cavité abdominale, on trouve péritonite avec sérosité purulente; anses intestinales accolées, agglutinées par fausses membranes de formation récente.

Laugier croit à une infection purulente ayant déterminé la péritonite.

Il nous reste à parler de quelques complications spéciales au phlegmon profond.

1° Le pus bridé par l'aponévrose envahit souvent en haut la région sus-claviculaire et les parties latérales du cou en suivant la gaine des vaisseaux et en passant sous la clavicule. Le malade se rend compte de cette propagation qui s'accompagne généralement de dyspnée. (Obs. 8 et 9.) C'est dans ces conditions qu'on recontre quelquefois sur le même malade trois collections purulentes distinctes et limitées en trois points différents : au cou au-dessus de la clavicule, dans l'aisselle et sur la paroi antérieure. Hippolyte Larrey en a rencontré un cas en 1835 dans le service de Cloquet ; Larrey en cite un autre cas en août 1836 ; Vanlaer (thèse de Paris) en rapporte un troisième en décembre 1837.

2° Du cou, le pus n'a qu'un pas à franchir pour envahir le tissu cellulaire sous-pleurétique et faire irruption dans le médiastin (Dolbeau, loc. cit.).

3° Enfin il nous reste à parler d'une troisième complication, celle du côté des vaisseaux axillaires. L'artère emprisonnée au milieu de la collection purulente sous-claviculaire peut lui imprimer des battements communiqués de soulèvement et non d'expansion. Mais ce contact direct peut amener de graves accidents. Quant à la veine axillaire, l'observation suivante est un exemple des dangers auxquels elle est exposée.

Observation XII.

Phlegmon de l'aisselle. Thrombose de la veine axillaire. Mort subite.

(Par M. Maunoir, interne des hôpitaux. Bulletins de la Société anatomique, 2e série, t. XIX, 1854).

Car... (Henri), âgé de 33 ans, tourneur, entra le 30 octobre 1874 à l'hôpital Saint-Antoine, salle Saint Barnabé, n° 19. Ce malade se présenta à la consultation avec un vaste phlegmon suppuré de l'aisselle gauche, consécutive à une blessure insignifiante du pouce datant de douze jours environ. La collection fut incisée et les choses marchaient de la façon le plus normale vers la guérison, lorsque le 3 novembre au soir le malade, en rentrant du jardin, mourut subitement, tandis qu'il causait avec un de ses voisins de lit.

A l'*autopsie*, on trouva que la veine axillaire qui passait au milieu du foyer purulent contenait des caillots de formation déjà relativement ancienne. En outre, la veine une fois ouverte n'avait ni le même aspect ni la même consistance que celle du coté sain; elle était plus blanchâtre et ses parois épaisses adhéraient au tissu cellulaire et aux ganglions enflammés voisins. On supposa que cette thrombose était l'origine d'une embolie cardiaque ou pulmonaire. Mais malgré une recherche attentive, il ne fut pas possible de découvrir la cause de la mort subite. Cœur et cerveau sains. En aucun vaisseau, trace d'embolie. Cependant les poumons présentaient quelques points de congestion intense, comme s'il s'était fait de petites embolies qui auraient échappé aux recherches.

CHAPITRE V

TERMINAISONS.

Nous n'avons envisagé jusqu'ici qu'une seule terminaison du phlegmon : la suppuration. C'est en effet la plus fréquente et à ce titre la plus intéressante.

Mais ce n'est pas la seule. Dans les phlegmons de l'aisselle, la terminaison par gangrène est rare, très rare (Dolbeau).

Le phlegmon peut encore se terminer par résolution, ce qu'on a appelé *restitutio ad integrum*. Ce mot n'est pas absolument applicable, car l'engorgement ne regresse que lentement, s'indure assez souvent et laisse la porte ouverte à une inflammation nouvelle et toujours plus apte à se reproduire. (Obs. 13.) La résolution, assez fréquente dans le phlegmon sous-cutané, est plus rare dans le phlegmon inter-pectoral et très rare dans le phlegmon profond.

La mort est le résultat assez fréquent, surtout du phlegmon profond. Elle vient à des périodes différentes et par des causes diverses : violence de l'inflammation, empoisonnement par la cause productrice, intervention tardive, suppuration prolongée, surtout par les complications et inflammations viscérales graves.

Observation XIII.

Phlegmon inter-pectoral. Terminaison par induration.

(Hôpital Beaujon, service de M. le Dr Tillaux).

Ch .. (Louis), 58 ans, charron, entre le 10 octobre 1882, service de M. Tillaux, hôpital Beaujon, 1er pavillon, n° 53.

Il y a cinq semaines, le malade se fit une écorchure à l'index gauche. Pas de lymphangite et sa plaie était presque complètement guérie, lorsqu'il y a huit jours, il fut pris de courbature, fièvre, et commença à ressentir de la douleur vers le bord inférieur du grand pectoral.

Les jours suivants, en ce point, tuméfaction, rougeur, douleur à la pression.

Le malade entre à l'hôpital. Aggravation des symptômes locaux et généraux jusqu'au 14. Ce jour-là, mieux dans l'état général qui se rétablit peu à peu. Pendant ce temps, l'état local se modifie heureusement. Cataplasmes. Puis la tuméfaction et la rougeur diminuent.

Les mouvements du bras, élévation et abduction, qui étaient très douloureux, deviennent possibles.

Le 28, depuis quelques jours déjà, il n'y a plus qu'une légère douleur à la pression. Seulement, vers le bord inférieur et antérieur de l'aisselle, il existe encore une légère rougeur et, en promenant le doigt sur la région, on constate dans une longueur de trois à quatre travers de doigt et une même largeur, une légère tuméfaction et surtout de l'induration. La partie indurée paraît presque adhérente au thorax. La pression y provoque de la douleur.

Le malade sort le 31, dans cet état.

CHAPITRE VI.

DIAGNOSTIC.

Nous n'avons que peu de chose à en dire. Le plus intéressant, le plus important surtout en pratique, le diagnostic clinique par excellence, qui juge l'urgence de l'intervention, celui des variétés entre elles, a été fait au chapitre des symptômes.

Il nous reste seulement à différencier chaque espèce de quelques affections.

Le phlegmon *sous-cutané* ne se confondra pas avec l'érysipèle simple. L'érysipèle phlegmoneux, au contraire du phlegmon qui nous occupe (phlegmon érysipélateux de Velpeau), débute par la peau ; le tissu cellulaire ne se prend que plus tard.

Le phlegmon *interpectoral* peut être confondu avec un abcès froid. Dans ce cas il faudra interroger la sensibilité des parties osseuses et se baser sur les antécédents et la rapidité de la marche des accidents actuels.

On aura ainsi à le distinguer de l'abcès profond de l'aisselle, de la myosite du grand pectoral et du phlegmon sous-mammaire.

L'abcès profond de l'aisselle se reconnaît à la déformation de l'aisselle, à la projection des pectoraux en avant, de l'épaule en dehors, du grand dorsal en arrière. La tuméfaction est mal circonscrite, mal limitée, remplit toute la cavité. La compression veineuse donne de l'œdème du bras et de la paroi thoracique.

Dans la myosite, la tuméfaction, la déformation sont limitées au grand pectoral. On observe un épaississement de la paroi antérieure, une induration thoraco-axillaire, une coloration normale de la peau. La pression est douloureuse ; les mouvements spontanés sont impossibles, les mouvements communiqués très limités. La marche est lente. La suppuration, si elle a lieu, se présente, comme l'induration, en plaques ou en noyaux dépourvus d'élasticité, quelquefois avec des fusées intra-musculaires. En général, suppuration peu abondante (Velpeau, Dionis). (Obs. 4, Broca.)

Dans le plegmon sous-mammaire, la glande est pesante, volumineuse, sensible, très profondément douloureuse ; elle est tendue, lisse, hémisphérique, écartée de la poitrine, paraît *reposer sur une éponge;* la paroi antérieure n'est pas épaissie ; il survient le plus souvent pendant l'allaitement.

Le phlegmon *profond* au début peut se confondre avec le rhumatisme articulaire. Il faut alors avec soin interroger les articulations : ce sont surtout les zones péri-articulaires qui sont douloureuses. (Obs. 4.)

L'abcès par congestion s'élimine par l'absence de lésion osseuse, de phénomènes généraux, la lenteur de la marche, les antécédents.

Un diagnostic important est à faire avec l'anévrysme axillaire. Dans ce cas on aurait affaire à une tumeur simple, limitée, pulsatile, déterminant quelquefois des phénomènes de compression, avec souffle intermittent, qui se ramollit si on comprime au-dessus de la clavicule et cesse de battre, qui bat plus fort si on comprime au-dessous. La distinction sera plus difficile avec un anévrysme diffus : la compression au-dessous augmente dans ce cas la tension de la tumeur.

CHAPITRE VII.

PRONOSTIC.

Pour les trois variétés, le pronostic se juge surtout par les complications. C'est par conséquent de la fréquence et de la gravité des complications qu'il faut s'inquiéter.

C'est à ce titre que le phlegmon sous-cutané est bénin le plus généralement.

Le phlegmon inter-pectoral est quelquefois complètement terminé en quinze jours ou trois semaines, comme dans les observations suivantes ; d'autres fois il est très long, plein d'écueils et peut se terminer par la mort. (Obs. 10 et 11.)

Observation XIV.

Phlegmon inter-pectoral très bénin.

(Hôpital Beaujon, service de M. Tillaux, recueillie par M. Debrand externe du service.

Mar..., plombier, 45 ans, entre à Beaujon, salle Saint-Félix, nº 24, le 2 février 1882. Il y a dix jours, il a ressenti de grandes douleurs dans la paroi antérieure de l'aisselle. Bientôt il ne pouvait plus écarter le bras du tronc. Depuis, souffre de plus en plus sans rien apercevoir d'insolite dans la région. Plusieurs grands frissons. Cinq jours après le début, il consulte un médecin : cataplasmes et onctions d'onguent napolitain. Le lendemain, la région est grosse, enflammée.

A son entrée, tuméfaction rouge, très douloureuse à la pression, empiétant sur la partie antérieure du creux de l'aisselle. Fluctuation. Par le procédé spécial, on se rend compte que cette fluctuation s'étend au devant du grand pectoral, au-dessous de la clavicule. Du reste, cette partie est augmentée de volume et, en repoussant le pus par l'aisselle, on fait saillir le grand pectoral et la paroi antérieure. Aucun mouvement n'est possible. Dyspnée, anorexie, diarrhée. Aucune trace d'excoriation au membre ou au thorax. Aucune trace de lymphangite.

Le 3 février, incision. 200 grammes de pus. Pansement phéniqué.

Le malade sort le 15 février, guéri.

Observation XV.

Phlegmon inter-pectoral léger.

(Hôpital Beaujon, service de M. Tillaux, recueillie par M. Matton, élève du service.

P... (Amand), 34 ans, boucher, entre le 15 juillet 1882, salle Ambroise Paré, n° 3.

Fin juin, ce malade s'est fait une écorchure à la face palmaire de l'annulaire gauche. Pas de lymphangite.

Le 4 juillet. Phénomènes généraux : fièvre, courbature. Il accuse à ce moment une douleur cuisante à la paroi antérieure de l'aisselle. Prend le lit. Cataplasmes.

Le 15. à la consultation est admis et présente persistance des phénomènes généraux. Les symptômes locaux augmentent d'intensité, et le 17 au matin le malade éprouve une certaine difficulté à mouvoir la main et les doigts. (Compression du plexus brachial ?)

Au-dessus du point principalement atteint, et qui est peu fluctuant, on aperçoit la céphalique très apparente sous la peau.

M. Tillaux pratique une incision parallèle aux fibres inférieures du grand pectoral. Le pus s'écoule en quantité relativement peu considérable. Le grand pectoral est décollé et douloureux dans sa partie thoracique externe. Grand souiagement. Symptômes généraux et locaux s'amendent.

Guérison en douze jours.

Observation XVI.

Phlegmon inter-pectoral bénin.

(Hôpital des Enfants-Malades, service de M. de Saint-Germain.)

D... (Augeste), 13 ans, entre aux Enfants-Malades, salle Saint-Côme, le 29 novembre 1882.

Lymphatique. Rien d'héréditaire, pas de maladie antérieure. Il y a dix jours, il avait passé son bras droit par une fenêtre. Un de ses camarades a exercé sur lui des tractions énergiques ; l'aisselle portait sur le rebord par sa partie antérieure et se trouvait violemment contusionnée à chaque traction. Tout d'abord un peu de douleur, puis, après quelques jours, elle devient plus violente. Tuméfaction antérieure peu considérable. Mouvements du bras gênés. Cataplasmes. Mais il travaille toujours.

Le 29. Douleurs très vives, tuméfaction très accentuée ; il entre à l'hôpital. Nuit très agitée, fièvre, pas d'appétit.

Le 30. Tuméfaction considérable occupant toute la paroi antérieure de l'aisselle. Le bord antérieur est arrondi, moins saillant que celui du côté opposé. Sur la région pectorale, empâtement étendu ; cependant le creux sous-claviculaire n'est pas trop disparu. *Le mamelon paraît un peu élévé.* Peau un peu rouge. Température locale élevée. Au centre de la tuméfaction un point fluctuant. Abduction très douloureuse. Pas d'écorchures, pas de lymphangite. Incision au niveau du bord inférieur du grand pectoral. Pus en assez notable quantité. Le petit doigt introduit remonte sous le grand pectoral. Lavages phéniqués à 1/50. Drain. Pansement de Lister.

Le 3 décembre. Empâtement disparu, paroi antérieure affaissée. Aujourd'hui 10, l'enfant est guéri.

Le phlegmon profond est toujours très grave, souvent mortel (M. Tillaux).

Il faudra tenir compte des conditions générales du sujet, mais surtout de la cause productrice. S'il s'agit en effet d'une piqûre anatomique, le pronostic devient bien grave et les symptômes généraux d'ailleurs affirment cette gravité.

CHAPITRE VIII.

TRAITEMENT.

Sans parler de tous les traitements proposés contre le phlegmon en général, nous voulons seulement dire rapidement le traitement de ceux qui nous occupent.

On peut au début essayer la médication émolliente contre les deux premières variétés. Elle réussit quelquefois dans le phlegmon sous-cutané ; plus rarement dans le phlegmon inter-pectoral. Cependant notre observation XIII est un cas heureux en ce genre. La dernière variété se passe trop profondément pour qu'on obtienne quelque résultat certain de cette médication.

Le traitement vrai, c'est l'incision, l'incision à temps.

Ici se posent trois questions : Quand ? Où ? Comment faut-il inciser ?

Quand ? L'incision peut avoir son utilité dès la première période : elle y a été préconisée.

Mais plus tard, Velpeau ouvrait dès qu'il y avait de la douleur, de la tuméfaction, de la fièvre, sans fluctuation appréciable. Peut-être en effet n'est-il pas toujours prudent, dans les deux dernières variétés et surtout dans la variété profonde, d'attendre la fluctuation qui n'est pas facile à saisir, quelquefois même lorsqu'il existe déjà beaucoup de pus. Évidemment mieux vaut *tôt* que tard, comme règle de pratique.

Dolbeau et M. Richet, il est vrai, veulent qu'on attende le ramollissement et recommandent le traitement antiphlogistique pour arrêter la propagation inflammatoire.

Il faut reconnaître en tout cas que l'incision de bonne heure diminue la douleur, évite l'étendue de la suppuration, les décollements, l'amincissement de la peau, les fusées purulentes.

Où faut-il ouvrir ? En général à la partie déclive : c'est le lieu d'élection. Ce lieu sera toujours situé vers le bord inférieur de la paroi antérieure et c'est souvent là que le pus aboutit.

Néanmoins pas toujours ; alors il faut inciser au point fluctuant : c'est le lieu de nécessité.

Pour la première variété, ce lieu est variable à la surface de la paroi.

Pour le phlegmon inter-pectoral, c'est soit sous la clavicule (obs. 7), soit près de l'espace inter-pectoro deltoïdien (obs. 6), soit en un point quelconque où le pus se sera limité, quelquefois vers le sillon qui sépare les deux faisceaux du grand pectoral (Sédillot). Pour le phlegmon profond, on incise sous la clavicule : ce lieu de nécessité pour nous est même un lieu d'élection pour quelques chirurgiens.

Comment faut-il inciser ?

Incision simple pour la première variété.

Pour les deux autres, le même procédé nous paraît applicable : c'est le procédé au lieu d'élection, derrière le bord inférieur du grand pectoral ; nous le décrivons pour le phlegmon inter-pectoral, et nous indiquerons la modification à y apporter pour le phlegmon profond.

Écarter le bras du corps, l'élever complètement : on applique ainsi directement les vaisseaux contre le bras. Délimiter avec soin le bord inférieur du grand pectoral, sa face postérieure et l'angle interne qu'il forme dans cette position par sa rencontre avec la paroi thoracique, déprimer légèrement. Appliquer le bistouri, le tranchant au thorax, le dos en dehors, la pointe en haut, la lame formant avec le thorax un angle de 30°. Inciser de haut en bas, couche par couche, peau et aponévrose, en se guidant avec le doigt. On arrive ainsi derrière le grand pectoral.

Pour le phlegmon profond, une addition à ce procédé.

A ce moment, explorer l'ouverture avec le doigt; on sent alors le plus souvent le pus collecte et bridé derrière l'aponévrose. — Inciser devant le doigt appliqué en arrière et en haut sur les vaisseaux, au-dessous de la clavicule; on évacue le foyer avec soin et on explore le décollement, sans le prolonger. — Du reste, se servir du doigt à cet effet.

Quant au lieu de nécessité, agir autant que possible parallèlement aux fibres du grand pectoral.

Enfin si l'on doit inciser sous la clavicule, on peut ou bien faire l'incision de la ligature de l'axillaire (M. Farabeuf, M. Berger. Obs. 7), ou bien faire son incision parallèle au bord supérieur du petit pectoral (M. Tillaux).

Dans l'incision de nécessité, on en est quitte plus tard pour faire dans les points déclives une incision d'écoulement, si besoin est, avec drain de communication.

Pansement phéniqué et drain ; faire attention pour ce drain au voisinage de l'artère. M. de Gastel a publié cette année même dans la France médicale une observation d'ulcération de l'humérale occasionnée par le contact d'un drain avec hémorrhagie et mort.

Nous ne dirons rien du traitement spécial des complications. Notons seulement que le trajet reste quelquefois fistuleux pendant longtemps.

RÉSUMÉ.

On distingue en clinique trois variétés de phlegmon de la paroi antérieure de l'aisselle, correspondant à chacune des trois couches de tissu cellulaire de la région. Dans quelques-unes de nos observations, le tissu cellulaire s'est enflammé primitivement ; dans les autres, le plus grand nombre, le phlegmon était consécutif à une lymphangite visible ou latente : c'étaient des adéno-phlegmons. Le phlegmon *sous-cutané* est fréquent, d'un diagnostic facile, sans complication ordinaire sérieuse, d'un pronostic simple. Guérit en quelques jours.

Le phlegmon *inter-pectoral* (au-dessous du grand pectoral) est plus rare. Il vient *généralement* faire saillie au niveau du bord inférieur du grand pectoral et peut être distingué du suivant par quelques caractères cliniques et par l'exploration. Il peut tout aussi bien que lui d'ailleurs donner lieu à des complications thoraciques.

Le phlegmon *profond* (sous le petit pectoral) est rare. Il est grave : 1° par sa propagation vers le cou ; 2° vers la plèvre ; 3° par le voisinage des vaisseaux et nerfs de la région.

Dans l'une et l'autre de ces deux variétés, le traitement chirurgical est la règle. Le point à ouvrir varie avec la région envahie.

INDEX BIBLIOGRAPHIQUE

Dictionnaire encyclopédique des sciences médicales. Article Aisselle Anatomie : M. Guyon. Pathologie : M. Dolbeau. Art. Angioleucite : M. Velpeau.

Nouveau Dictionnaire de médecine et de chirurgie pratiques. Art. Lymphatique : MM. Le Dentu et Longuet. Art. Phlegmon, M. Le Dentu.

GERDY. — Anatomie des formes.

SAPPEY. — Anatomie.

RICHET. — Traité d'anatomie médico-chirurgicale.

TILLAUX. — Anatomie topographique.

MALGAIGNE. — Anatomie chirurgicale.

VELPEAU. — Anatomie chirurgicale.

BOYER. — Maladies chirurgicales.

NÉLATON. — Pathologie chirurgicale.

FOLLIN et DUPLAY. — Pathologie externe.

CHASSAIGNAC. — Mémoire sur l'emploi du drainage chirurgical. Gazette médicale, 1856.

Compendium de médecine et de chirurgie.

BROCA. — Mémoire sur les pleurésies secondaires à des affections du sein ou de l'aisselle. Archives générales de médecine, t. XXII.

SÉDILLOT. — Contributions à la chirurgie, 1869.

MALGAIGNE. — Journal de chirurgie.

Thèses de Paris. — Vanlaer, nº 425, 1837. — Poupon, nº 52, 1843. — Gocheraud, nº 89, 1852. — Milet, nº 144, 1855. — Briband, nº 76, 1856.

Bulletins de l'Académie de médecine, passim.

Bulletins de la Société de chirurgie.

Bulletins de la Société anatomique.

Archives générales de médecine.

Gazette des hôpitaux.

Union médicale.

Paris. — A. PARENT, imp. de la Fac. de médec., rue M.-le-Prince, 31.
A. DAVY, successeur.

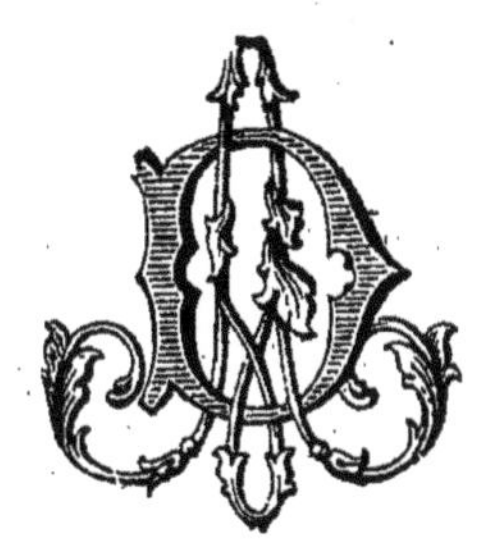

www.ingramcontent.com/pod-product-compliance
Ingram Content Group UK Ltd.
Pitfield, Milton Keynes, MK11 3LW, UK
UKHW020349220726
13923UKWH00004B/1587